Dr. med. Armin Fischer
Alexander Lehmann

Beckenbodentraining mit der modulierten Mittelfrequenz-Elektrotherapie

Heft 1: Grundtraining

Begleitbroschüre zum EMA-Heimtraining

Alexander Lehmann

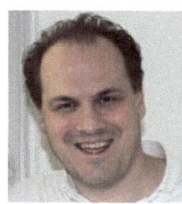

1972 in Mainz geboren absolvierte der Mitautor die Ausbildung zum staatlich geprüften Masseur und medizinischen Bademeister im Jahr 1993 in Mainz. Er erwarb 1993 die Qualifikation zum Rückenschullehrer des VPT (Vereinigung für physiotherapeutischen Berufe e.V.). Es folgten in den Jahren 1996 bis einschließlich 1997 Fortbildungen in „Manueller Therapie" und „Orthopädischer Medizin nach Cyriax" an unterschiedlichen Institutionen in Deutschland und Belgien. Er beschäftigt sich seit seiner Kooperation mit Dr. Fischer intensiv mit dem Themenkomplex konservativer Behandlung von Senkungsleiden und Inkontinenz mit modulierten Mittelfrequenzelektrotherapie (MET). Seit 2015 wirkt er in unterschiedlichen Vorträgen und Symposien zusammen mit Herrn Dr.med. Fischer unter dem Schwerpunkt Beckenbodentherapie mit Hilfe der modulierten Mittelfrequenz mit. Seit 2016 ist er Studierender an der Hessischen Heilpraktikerschule Rhein-Main. Er ist Mitglied im MET-Arbeitskreis e.V. (MET'A) mit dem Schwerpunkt Beckenbodentherapie und Physikalische Medizin. Seit 2014 ist A. Lehmann Gesellschafter von Kerngesund & Schön in Wiesbaden und bildet in EEMA-Training aus.

Dr. med. Armin Fischer

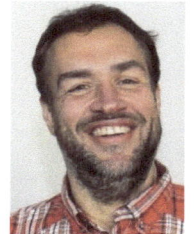

1961 in Frankfurt geboren studierte der Autor in Frankfurt Medizin. Nach Staatsexamen und Promotion 1986 begann er die Ausbildung zum Frauenarzt im Städtischen Klinikum Frankfurt-Höchst. Dort wurde früh sein Interesse an der Urogynäkologie geweckt und gefördert. Erste Hospitationen bei Prof. Petri in Idar-Oberstein und in Berlin brachten ihm die Materie näher. Er etablierte in Höchst damals die gynäkologische Urodynamik und führte die Burch'sche Kolposuspension in die klinische Routine. Als Oberazt am St. Josef-Hospital in Wiesbaden baute er einen überregionalen urogynäkologischen Schwerpunkt auf und begann seine wissenschaftlichen Arbeiten auf dem Gebiet der spannungsfreien Chirurgie bei Senkungs- und Inkontinenzleiden. Zahlreiche Publikationen in deutsch- und englischsprachigen wissenschaftlichen Magazinen folgten in den Jahren ab 1996. Seine Bekanntschaft mit Prof. Petros und anderen Mitgliedern der AAVIS (Australian Association of Vaginal Incontinence Surgeons) und seine intensive Beschäftigung mit den Inhalten der Integraltheorie von Petros und Ulmsten gehörten seinerzeit zu seinem Schwerpunkt, den er auch auf zahlreichen Auslandsreisen mit live-Operationen und Vorträgen vertrat. Seit 2003 ist er Chefarzt der Frauenklinik mit urogynäkologischem Schwerpunkt in Rüdesheim/Rhein. In seinem Buch „Praktische Urogynäkologie – spannungsfrei" sind die aus der Integraltheorie resultierenden Verfahren in Theorie und Praxis ausführlich dargestellt. Die zweite erweiterte Auflage im Verlag Haag und Herchen, Frankfurt ist im Herbst 2006 erschienen. Ein operatives Manual zur implantatunterstützten Beckenbodenchirurgie ist im Frühjahr 2007 erschienen. Im Herbst 2009 ist ein Lehrbuch zum beckenbodenchirurgischen Gesamtkonzept erschienen. Operativer Schwerpunkt in Rüdesheim sind moderne Inkontinenz- und Senkungsoperationsverfahren auch in Zusammenhang mit dem Ausbau interdisziplinärer chirurgischer Konzepte. Er ist Mitglied mehrerer deutscher (MGGG, DGGG, BVF) und internationaler Fachgesellschaften (ICS – International Continence Society), vor allem der Arbeitsgemeinschaft Urogynäkologie und Plastische Beckenbodenrekonstruktion (AGUB). Seit Etablierung des Rankings der AGUB wurden seine Leistungen mit einem Ranking der Stufe III honoriert, die Anerkennung wurde 2014 erneut ausgesprochen. Im Zusammenhang mit seiner Praxisarbeit im MVZ Rheingau liegt sein Schwerpunkt heute auf der passionierten konservativen Behandlung von Senkung und Inkontinenz. Auch er ist Mitglied im MET-Arbeitskreis e.V. (MET'A) mit dem Schwerpunkt Beckenbodentherapie und Physikalische Medizin sowie der Deutschen Gesellschaft für Beckenbodengesundheit e.V..

Kapitel 1   Urogynäkologie

Die Urogynäkologie ist im Grenzgebiet zwischen der Frauenheilkunde (Gynäkologie) und der Urologie angesiedelt und beschäftigt sich vorwiegend mit den Lageveränderungen der Beckenorgane und den (damit einhergehenden) Funktionsstörungen bzw. mit den Fehlfunktionen der Harnblase (und des Darmes) der Frau.

Damit sind urogynäkologisch relevante Bereiche:
⇨ Belastungsharninkontinenz
⇨ Drangharninkontinenz
⇨ Mischformen der Inkontinenz (⇨Mischinkontinenz)
⇨ Senkung der Scheide (mit/ohne ⇨Gebärmuttersenkung)
⇨ Senkung der Blase
⇨ Senkung des Darmes und assoziierte Darmfunktionsstörungen
   (z.B. Darmentleerungsstörung, Stuhlinkontinenz).

Der Bereich der Urogynäkologie ist in der Deutschen Gesellschaft für Gynäkologie und Geburtshilfe (DGGG) im Rahmen der *Arbeitsgemeinschaft Urogynäkologie und Plastische Beckenbodenrekonstruktion (AGUB)* repräsentiert und stellt einen der vier Pfeiler der Frauenheilkunde dar (neben Geburtshilfe, Gynäko-Onkologie und Reproduktionsmedizin/ Endokrinologie).
Die Urogynäkologie befasst sich mit der Diagnostik und Therapie der o.g. Veränderungen. Hierzu gehören die konservative und die operative Behandlung. Im Rahmen der konservativen Behandlung besteht eine enge Zusammenarbeit mit den Physiotherapeuten, in einzelnen Fällen auch Osteopathen und anderen Heilberufen. In der Diagnostik sind neben den bildgebenden Verfahren (Radiologie) und neurologischen Untersuchungstechniken, in der operativen Therapie enge Verbindungen zur Viszeralchirurgie (Bauchchirurgie), in einzelnen Fällen auch zur Urologie geknüpft.
Typische diagnostische Maßnahmen in der Urogynäkologie (vgl. Stufendiagnostik in der Urogynäkologie) stellen neben der ausführlichen Befragung zur Krankengeschichte (Anamnese) und der körperlichen Untersuchung die Perineal- oder Introitussonographie und die Urodynamik (mit oder ohne Zystoskopie) dar.
Typische Therapieverfahren stellen die konservativen Behandlungsformen
   • Verhaltenstraining
   • Behandlung mit Tampons oder Pessaren (Würfel, Urethralpessar, seltener andere)
   • Beckenbodenphysiotherapie (konventionell)
   • Beckenbodenstimulation (EMS, EMA) oder Biofeedback (elektrisch)

sowie die operativen Behandlungsformen
- Senkungsoperationen
- Inkontinenzoperationen
- kombinierte Operationsverfahren

dar.

Bei diesen Operationen werden häufig, vor allem im Falle einer wiederholt erforderlichen Operation, Implantate [körperfremde (Kunststoff-) Materialien] verwendet, die die Stabilität wiederherstellen und erhalten helfen.

In der „Urogynäkologie" geht es um die unterschiedlichsten Struktur- und Funktionsstörungen des Beckenbodensystems.

Funktionsstörungen der Beckenbodenstrukturen sind häufig, denken wir allein an die wahrscheinlich mehr als fünf Millionen harninkontinenten Frauen in der Bundesrepublik Deutschland mit entsprechender Dunkelziffer. Da zwei Millionen der Betroffenen über 60 Jahre alt sind, hat dieses Leiden hinsichtlich der zu beobachtenden Überalterung der Bevölkerung eine zunehmende sozio-ökonomische Bedeutung.

In den meisten Fällen folgt der Harninkontinenz ein Rückzug der meist älteren Menschen aus dem gesellschaftlichen Leben und stellt häufig einen Auslöser von schweren Depressionen dar, die das soziale Umfeld überfordern und oft mit der Einweisung in ein Pflegeheim enden. Nicht nur die Lebensqualität der Betroffenen ist somit stark belastet; die genannten Folgen der Inkontinenz stellen auch einen erheblichen Anteil der Gesundheitskosten dar. Aus diesen Gründen müssen alle präventiven und therapeutischen sowie pflegerischen Behandlungsmethoden angewendet werden, um dieses Leiden zu lindern. Die Kosten der Versorgung der Patienten zu Hause und in Pflegeheimen belaufen sich in Deutschland jährlich auf über 1 Milliarde Euro.

Neueste Bevölkerungsberechnungen sagen für das Jahr 2030 zirka drei Millionen inkontinente Seniorinnen und Senioren in Deutschland voraus, wenn keine Gegenmechanismen bezüglich der Prävention und Behandlungsmethoden angeboten werden. Im Gegensatz zu heute werden in der Zukunft weniger Erwerbsfähige die steigenden Kosten für die inkontinente Bevölkerung tragen müssen. Dies würde eine erhebliche Mehrbelastung des Sozialsystems bedeuten. Daher müssen neue, kostengünstige und langfristig effiziente Methoden zur Vorbeugung bzw. Behandlung eingesetzt werden. Die in jüngster Zeit eingesetzten minimalinvasiven Operationsmethoden (TVT® und Folgeentwicklungen) tragen dazu bei, die Kassen des Sozialsystems zu entlasten und vor allem die Lebensqualität der Betroffenen zu steigern. Sie sind aber nicht in allen Fällen angezeigt oder (als alleinige Maßnahme) geeignet.

Bis zu 25% der inkontinenten Seniorinnen und Senioren leben nicht zuletzt aufgrund ihres Leidens in Alten- und Pflegeheimen. Verstärktes Ziel in der Zukunft muss es also sein, den Patientinnen und Patienten aus humanen und ökonomischen Gründen den Weg aus der häuslichen Umgebung heraus zu ersparen. Für Prävention, Versorgung und Therapie müssen aus dieser Forderung heraus alle Heil- und Hilfsmittel zur Verfügung gestellt werden, die ein weitgehend störungsfreies Leben in gewohnter sozialer Umgebung ermöglichen.

Im Laufe der letzten Jahre wird immer deutlicher, dass die Interaktion der Beckenbodenstrukturen und die Komplexität der Funktionsstörungen ein umfassenderes Verständnis und enge interdisziplinäre Zusammenarbeit erforderlich macht.

Bislang betrachteten

- Gynäkologen
- Urologen
- Viszeralchirurgen/Proktochirurgen
- Neurologen
- Psychologen/Psychosomatiker
- Physiotherapeuten

die Organe des weiblichen Beckenbodens aus ihrem jeweiligen Blickwinkel, was zu ganz unterschiedlichen diagnostischen und therapeutischen Konzepten führte.

Mit der zunehmenden Verbreitung einer urogynäkologischen bzw. gynäko-urologischen Spezialisierung, vorwiegend im Rahmen der Frauenheilkunde und zunehmend auch in der Urologie, wurde ein erster Schritt in die Richtung einer komplexeren Sichtweise getan.

Das Verständnis der komplexen Zusammenhänge zwischen Scheide und Blase, deren funktioneller Interaktion und ihrer Pathologie hilft uns auf dem Weg zum Verständnis einer „weiblichen Perineologie" weiter. Hinzu kommt die Horizonterweiterung, betrachtet man die Funktionsstörungen des Darmes in dem Kontext des Beckenbodensystems.

Nur wenn man wirklich versucht, Anatomie und Funktion der Strukturen des Beckenbodens zu verstehen, ist man in der Lage, die richtigen diagnostischen Weichen zu stellen und die geeigneten therapeutischen Schritte zu unternehmen. Entscheidend zu einem Wechsel der Sichtweise der Dinge beigetragen haben letztendlich die Erkenntnisse aus der experimentellen Herniechirurgie der Bauchdecke sowie die Integraltheorie von Petros, vor allem aber die Forschung Petros', die Blasen– und Beckenbodenanatomie in einen funktionellen Zusammenhang gestellt hat und uns das Werkzeug an die Hand gibt, Funktionsstörungen aus der zerstörten Anatomie heraus zu begreifen und zu korrigieren.

Dieses Buch soll Ihnen neben Grundkenntnissen in Anatomie/ Pathoanatomie, Physiologie/Pathophysiologie die erforderlichen Grundkenntnisse im Heimtraining vermitteln und Sie in die Lage versetzen, dieses in einer für Sie Erfolg bringenden Weise durchzuführen.

Übersicht 1: Bevölkerungsentwicklung in Deutschland (Millionen)

Alter	Einwohner (Millionen)				
	1990	2000	2010	2020	2030
21 - 65 J.	47,94	48,66	47,34	45,00	41,94
66 - 80 J.	8,90	10,60	12,00	11,70	14,20
> 80 J.	3,00	2,90	3,70	4,70	4,40

Übersicht 2: Harninkontinenz in Abhängigkeit von Alter und Geschlecht in Deutschland

Alter	Patienten mit Harninkontinenz (Millionen)				
	1990	2000	2010	2020	2030
< 65 J.	1,7	1,7	1,6	1,5	1,3
65 - 80 J.	1,3	1,4	1,5	1,5	1,8
> 80 J.	0,7	0,7	0,9	1,1	1,0
> 65 J.	2,0	2,1	2,4	2,6	2,8

Übersicht 3: Harninkontinenz im Alter, eine Prognose für Deutschland

Alter	Patienten mit Harninkontinenz (Häufigkeit in %)	
	Frauen	Männer
< 65 J.	1,1 Mio (5,0%)	0,2 Mio (1,0%)
> 65 J.	1,5 Mio (14,7%)	0,5 Mio (8,0%)
gesamt	2,6 Mio (14,7%)	0,7 Mio (9,0%)

Kapitel 2 Das Beckenbodensystem - Anatomie und Funktionsweise

In diesem Kapitel erfahren Sie etwas über die Bauweise (Anatomie) und die Funktionsweise des Beckenbodensystems.

Schon aus der Überschrift ist ersichtlich, dass es sich hier um ein aus unterschiedlichen Komponenten zusammengesetztes System handelt, bei dem die einzelnen Komponenten zusammenspielen. Daher sind sie auch nur in ihrer Gesamtheit zu betrachten.

Man unterscheidet drei Bereiche (Abb. 2):
1. *Harnblase und Harnröhre*
2. *Scheideneingang, Scheide und Scheidengrund (mit Gebärmutterhals und Gebärmutter)*
3. *Enddarmverschlussapparat, Enddarm und angrenzende Dickdarmabschnitte (S-Darm/Sigma)*

Das Beckenbodensystem muss daher in seiner Dreidimensionalität gesehen und verstanden werden (Abb. 3).
Eine für das Senkungsleiden relevante anatomische Grundstruktur hierbei ist die sog. „Fascia pelvis", die Beckenbindegewebsschicht, bestehend aus elastischen Fasernetzen, deren Anordnung der Biomechanik des Beckenbodens entspricht, durchsetzt mit **glatten Muskelfasern** sowie Nervenendigungen (Rezeptorfunktion?). Die Faszien (sog. Muskelhäute) sind untereinander verbunden, womit sich die Kontraktion (das Zusammenziehen) des großen Beckenbodenmuskels, im Folgenden als Levatormuskel (oder kurz: Levator) bezeichnet, auf das Bindegewebe und damit auch die Scheidenwände übertragen lässt (vgl. sog. „Lateraldefekt") (Abb. 1).

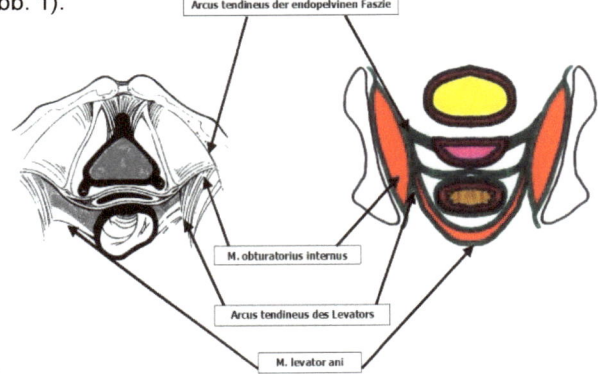

Abb. 1: Faszienblätter am Beckenboden

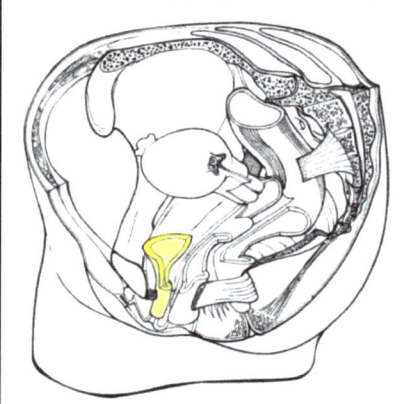

Harnblase und Harnröhre

Die Harnblase liegt dabei auf der Scheidenvorderwand, sie hat keine eigene Fixierung im Bereich der Beckenwände, während die Harnröhre, ebenfalls auf der Scheidenvorderwand aufliegend, über bindegewebige Strukturen, die am Beckenknochen ansetzen, zusätzlichen Halt findet. Diese sind maßgeblich am Abdichtungsprozess beteiligt (sog. pubo-urethrales Band).

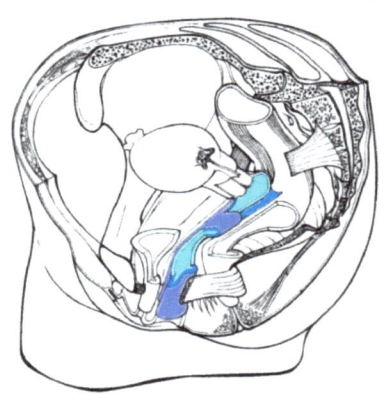

Scheide und Gebärmutter

Die zentralen Strukturen des Beckens geben den umliegenden Systemen Halt (und Form) und stabilisieren Blase und Darm durch ihre (bindegewebige) Anbindung an die Beckenwände (Muskulatur und Knochen). Der Gebärmutterhals wirkt dabei wie der zentrale Stein eines Kuppelbaus und ist nur unter zwingenden Umständen (z.B. auffälliger Abstrich) entbehrlich.

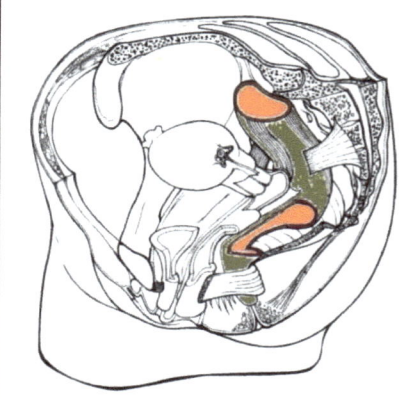

Enddarm (Mastdarm + Analkanal) und S-Darm (Sigma)

Der Analkanal mit seinem Verschlusssystem aus Muskulatur (innerer/äußerer Schließmuskel) und Schleimhaut (Anoderm) und der angrenzende Mastdarm sind vor allem für Geburtstraumen anfällig und leiden oft im Zuge von Dammverletzungen bei der Geburt, so dass hier Bruchlücken entstehen, die z.B. die Darmentleerung ungünstig beeinflussen.

Abb. 2: Die drei Kompartimente des Beckenbodensystems

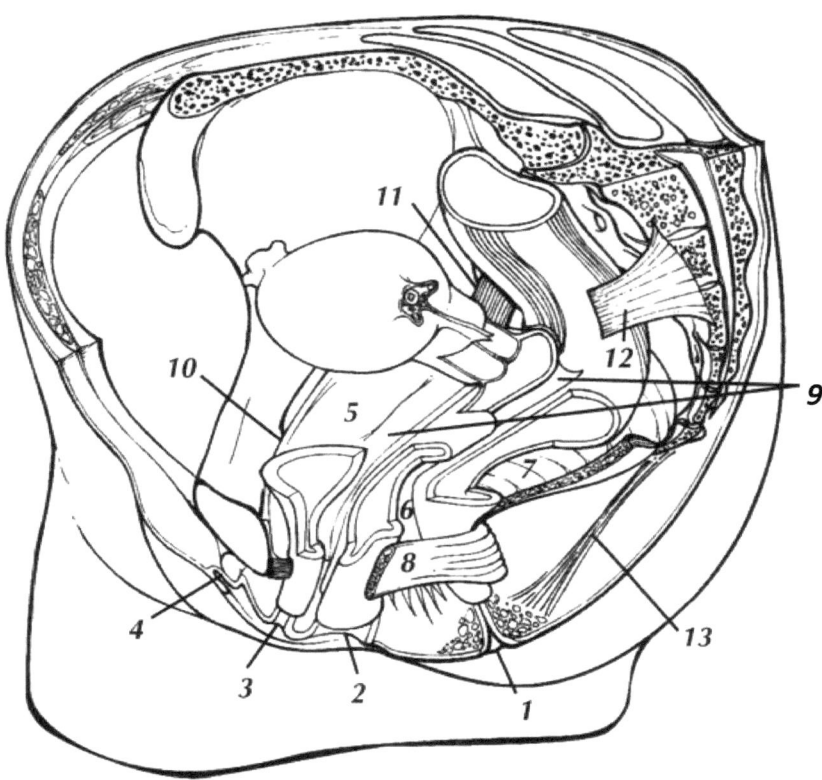

Abb. 3: Die anatomischen Strukturen des Beckenbodensystems

1 =	Anus *(After)*	
2 =	Vagina *(Scheide)*	
3 =	Meatus urethrae externus *(Harnröhrenausgang)*	
4 =	Klitoris *(Kitzler)*	
5 =	Lamina pubocervicalis fasciae endopelvinae	
6 =	Lamina rectovaginalis fasciae endopelvinae	
7 =	M. levator ani *(Beckenbodenmuskel)*	
8 =	M. puborectalis (Pars puborectalis m. lev. ani)	
9 =	endopelvine Faszie *(tiefe Beckenbodenfaszie)*	
10 =	Arcus tendineus fasciae endopelvinae	
11 =	Spina ischiadica	
12 =	Lig. sacrouterinum	
13 =	Lig. anococcygeum	

Die sog. Beckenbodenfaszie (Faszie = Muskelhaut), genannt Fascia pelvis, liegt etwas oberhalb der Levatormuskelplatte und hat eine Trapezform mit Basis nach hinten (rückenwärts = dorsal), wo zwischen den sog. Sakrouterinligamenten (den Bändern, die von der Hinterseite des Gebärmutterhalses zum Kreuzbein ziehen) das Rektum (Mastdarm) passieren kann. Der hintere Anteil dieser Faszienplatte ist gegenüber dem muskulären Durchlass (Hiatus) kulissenartig versetzt, was für die Beckenbodenstabilität enorm bedeutsam ist. Die Ansätze sind vorn die untere Hinterfläche der Symphyse (Schambeinfuge), das sog. „Cooper'sche"-Band (Lig. ileopectineale, an der Rückseite des oberen Anteils des Schambeinkochens) und das Schambein selbst (Os pubis), seitlich die sog. „white line", die Verstärkung des Arcus tendineus levatoris ani (der bindegewebigen Verbindung des Levatormuskels mit dem das „Knochenloch" im Beckenknochen verschließenden Musculus obturatorius internus vom gemeinsamen Ansatz an der Spina ischiadica entlang dem hinteren unteren Rand des Os pubis bis etwa 1 cm an die Symphyse heran sowie hinten die Vorderfläche des 3. und 4. Kreuzbeinwirbels sowie das Lig. sacrouterinum. Mit diesen Faszien verbunden ist das Centrum tendineum perinei, dessen Bindegewebskern eine Aponeurose der beiden Hälften der Mm. transversus perinei und der Mm. bulbocavernosi darstellt. Verstärkt durch die Fortsetzung der Lamina rectovaginalis der endopelvinen Faszie, die das Genitale vom Anorektum   trennt,   führt eine Schwächung der abschließenden Querverspannung des Beckenbodens zu einer erheblichen Beeinträchtigung der Stabilität von Blase, Enddarm, Uterus und Perineum.

Abb. 4: Die Anatomie der endopelvinen Faszie

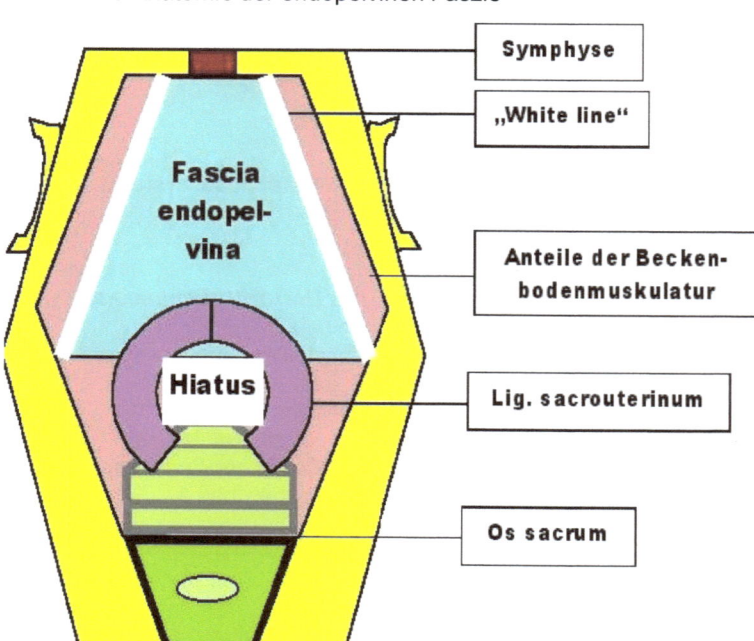

Die Scheide selbst lässt sich in zwei Segmente unterteilen (Abb. 5). Das erste untere Drittel verläuft zur Urethra achsenparallel. Die darüber gelegenen 2/3 der Scheide verlaufen in einem Neigungswinkel von 130° zur Achse des ersten Drittels und sind fest in die Faszie eingebunden, sie teilen diese in zwei Blätter: die sog. Lamina pubocervicalis (das Blatt zwischen Gebärmutterhals und Schambein) und die Lamina rectovaginalis (das Blatt zwischen Mastdarm und Scheide). Der Winkel zwischen beiden Scheidensegmenten ist im Wesentlichen im Tonus der Schlinge des M. puborectalis, eines der Anteile des Beckenbodenmuskels (Levator ani) begründet. Eine Schwächung der Muskelkraft und/oder –struktur hier **fördert** einen Senkungszustand.

Abb. 5: Anatomie der Scheide dreidimensional

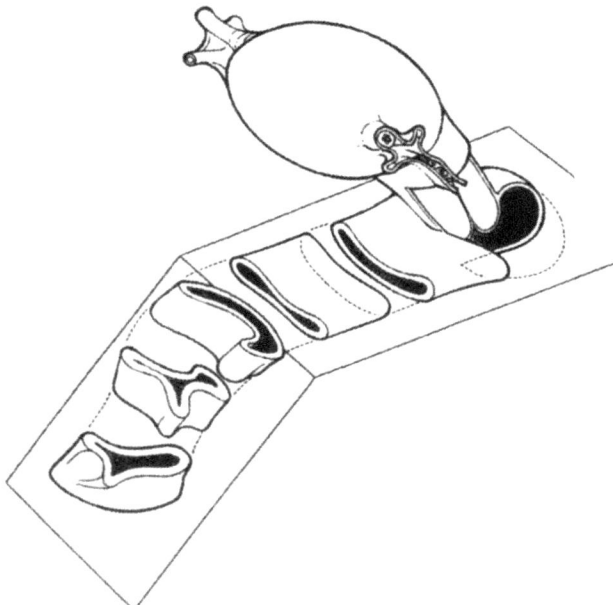

Die Störungen im Bereich dieser endopelvinen Faszie und der an der Fixierung der Beckenorgane beteiligten bandartigen Strukturen sind mannigfaltig, auch was deren unterschiedliche Kombinationen angeht.

Die hier zugrunde gelegte Betrachtungsweise verdeutlicht, dass es sich bei den Defekten im Bereich des Beckenbodens auf der Ebene der Faszienanteile um zu den Bauchdeckenfasziendefekten in Analogie stehende morphologische Störungen handelt. Mit anderen Worten: Wir müssen das weibliche Senkungsleiden morphologisch und funktionell als Hernie begreifen und auch als solche behandeln.

Die Blasenfunktion

Die Abdichtungsfunktion der Blase (genannt Kontinenz) ist ein Wechselspiel der Kräfte und damit ein dynamischer Prozess (Abb. 7).

Mehrere Muskelgruppen des Beckenbodens sind am regelrechten Ablauf des Miktionszyklus beteiligt (Abb. 6), die korrekte Wirkung der Kräfte, die die Muskeln entstehen lassen, ist abhängig von der Intaktheit des Bandapparates um Scheide und Harnröhre herum, wobei die Scheide die unterschiedlichen Zugrichtungen und Zugkräfte koordiniert (Abb. 8).

Hierbei sind es im Wesentlichen die drei Muskelgruppen des Beckenbodens:

① M. pubococcygeus (der vordere Anteil des Levatormuskels)

② M. levator ani [M. ileococcygeus) (der hintere Anteil des Levatormuskels)

③ M. longitudinalis pararectalis – eine Faserabspaltung des Beckenbodenmuskels, die im Zusammenhang mit der Publikation der sog. „Integraltheorie nach Petros und Ulmsten" mehr oder weniger bekannt wurde, als Anfang der 90er Jahre das sog. TVT-Verfahren in der operativen Behandlung des belastungsabhängigen Urinverlusts Einzug hielt.

Durch Relaxation (Entspannung) **oder** Kontraktion (Zusammenziehen) ermöglichen diese Muskelgruppen die für die Speicherung und Entleerung der Blase (Funktionszustände des Blasenhalses = Übergang Blase/Harnröhre) erforderlichen anatomischen Voraussetzungen.

Inkontinenz verstehen wir somit als einen **Defekt** in der

• strukturellen und/oder
• funktionellen Intaktheit

des blasen(hals)verschließenden Systems.

In diesem Zusammenhang kann man bestimmte Formen der **Dranginkontinenz** als einen Kampf zwischen Öffnungs- und Verschlussreflexen der Blase (Abb. 11) begreifen. **Die Übersicht in Abb. 10 gibt eine grobe Orientierung darüber, welche Defekte (strukturell oder funktionell) zu erwarten sind, wenn unterschiedliche Störungen auftreten:**

Lockeres vorderes Scheidensegment = Insuffiziente Wirkung des M. pubococcygeus = Dominanz der nach hinten gerichteten Kräfte = (Stress-)Inkontinenz

Lockerung in der Mitte (Zystozele) = nach hinten gerichtete Kräfte können oberen Scheidenanteil nicht spannen = Entleerungsanomalie

Lockerung hinten = Inaktivierung der nach unten gerichteten Kräfte = Funneling (trichterförmige Öffnung des Blasenhalses bei der Miktion) fehlt = Entleerungsstörung

Lockerung gleich wo = Muskeln sind nicht in der Lage, dem hydrostatischen Druck der Blasenfüllung entgegenzuwirken = Miktionsreflexaktivierung bei weniger gefüllter Blase = FUN-Syndrom (frequency [häufiges Wasserlassen], urgency [Drang], Nykturie [nächtliches Wasserlassen).

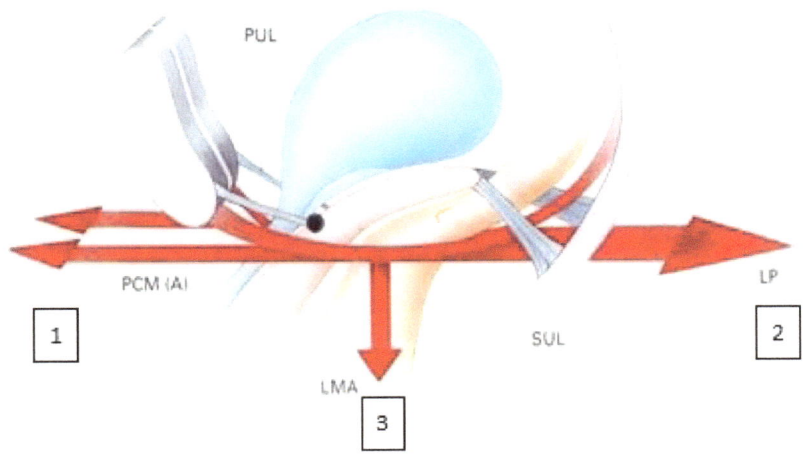

Abb. 6: Schematische Darstellung der an der Blasenhalsfunktion beteiligten
Muskelanteile

PCM(A): anteriorer Anteil des M. pubococcygeus (s.o. ①)
LP: Levatorplatte (s.o. ②)
LMA: longitudinaler Analmuskel (s.o. ③)

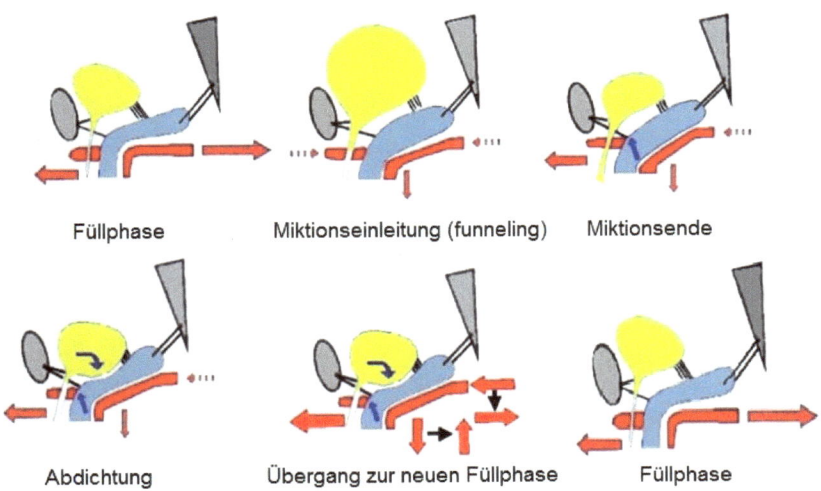

Abb. 7: Funktionszustände und Muskelwirkung an der Blase

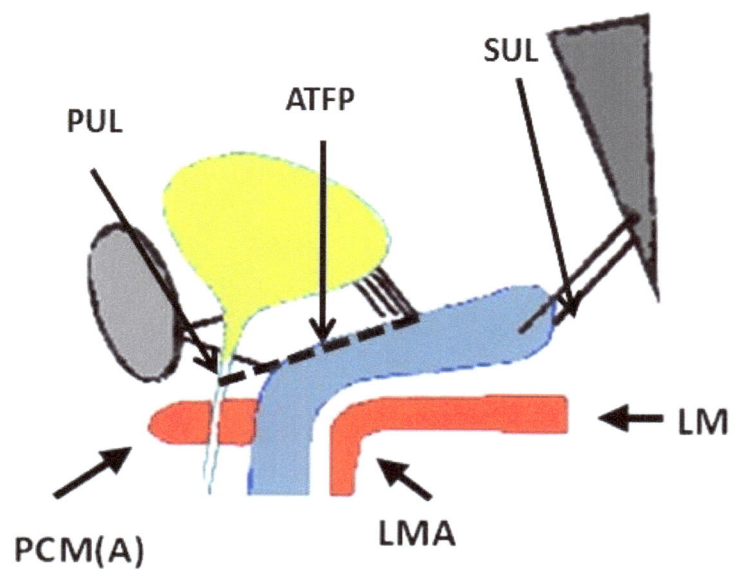

	PCM(A)* ①	suburethrale Scheide	Blasenhals	Detrusor	LP** ②	LMA*** ③
Füllung	kontrahiert	symphysenwärts	geschlossen	relaxiert	kontrahiert	relaxiert
Miktions-einleitung	relaxiert	gelockert	offen	kontrahiert	relaxiert	kontrahiert
Miktion	relaxiert	„funneling"	offen	kontrahiert	relaxiert	kontrahiert
Abdichtung	kontrahiert	kontrahiert	geschlossen	relaxiert	relaxiert	kontrahiert
Füllung	kontrahiert	kontrahiert	geschlossen	relaxiert	kontrahiert	relaxiert

Abb. 8: Am Blasenzyklus beteiligte Strukturen

Verwendete Begriffe:

- Miktion: Blasenentleerung
- symphysenwärts: in Richtung auf die Schambeinfuge (Symphyse) hin
- funneling: trichterförmiges Aufklaffen des Blasenhalses zur Einleitung der Blasenentleerung
- relaxiert: entspannt
- kontrahiert: zusammengezogen
- ATFP = Arcus tendineus fasciae pelvis – die bindegewebige Verankerung der unter der Blase gelegenen Scheidenfaszie an der Verbindungsstelle zwischen dem Levatormuskel und dem Obturatormuskel
- SUL: Sakrouterinligament (Band vom Gebärmutterhals hinten zum Kreuzbein)
- PUL: Pubourethralligament (Band vom Schambein zur Umgebung der Harnröhre)

3 Integraltheorie und Beckenbodenfunktion

In diesem Kapitel erfahren alle die, die tiefer in die Materie einsteigen möchten, was sich der Australier Prof. Peter Petros zur Funktion des Beckenbodensystems in den 70er Jahren überlegt hat. Diese sog. „Integraltheorie" bot schließlich die Basis für die Entwicklung der modernen Behandlungs- und vor allem Operationstechniken am Beckenboden.

Für das Verständnis des aus der Integraltheorie von Petros abgeleiteten diagnostischen und operativen Konzeptes müssen die Grundlagen der Integraltheorie bekannt sein.

Eine Analogie soll das Beckenbodensystem etwas in seiner Funktion verdeutlichen: Die Scheide ist wie das Sprungtuch eines Trampolins (Abb. 9). Sie ist am Beckenring durch Ligamente aufgehängt. Die Form ist determiniert durch drei Muskelkräfte, die die Scheide gegen die Haltebänder aufspannen. Die Urethra liegt auf der „Scheidenhängematte". Die Vorwärtskräfte spannen die Hängematte, um die Harnröhre zu verschließen. Die nach hinten/unten ziehenden Kräfte straffen die obere Scheide, um den Blasenhals zu verschließen.

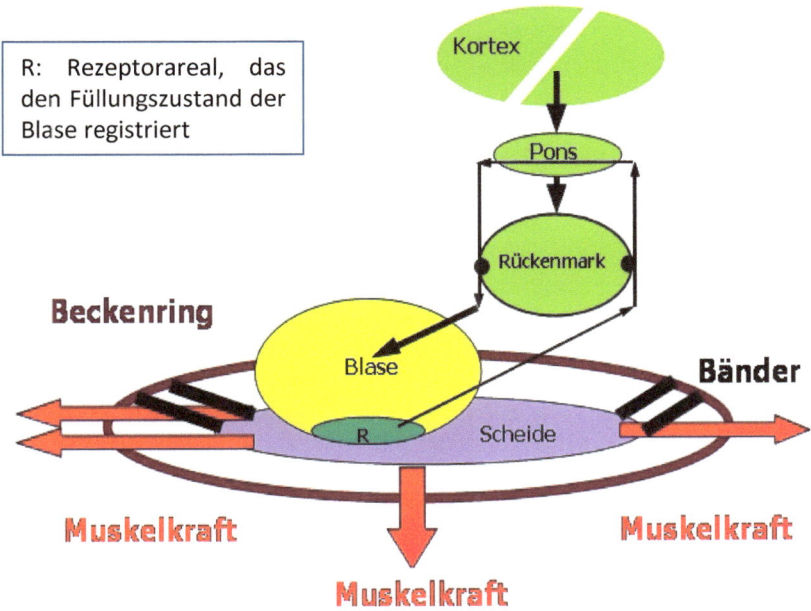

Abb. 9: Trampolinanalogie nach Petros

Eine Lockerung der elastischen Membran „Scheide" z.B. durch Altern/Geburten entspannt die suburethrale Hängematte. Dadurch können die an beiden Seiten ansetzenden Muskeln das Urethralrohr nicht mehr schließen. Es kommt zum belastungsabhängigen Urinverlust (Stressinkontinenz). Die gleiche Lockerung („Laxizität") versagt beim Unterstützen der Blase. Unter zunehmender Füllung werden die Dehnungsrezeptoren (R) vorzeitig erregt (stimuliert). Dadurch entfällt die Hemmung (Inhibition) des Blasenmuskels (Detrusors) bei niedrigen Füllungsvolumina durch höhere Zentren – Frequency (hohe Frequenz des Wasserlassens), Urge (Drangprobleme) und Nykturie (häufiges nächtliches Wasserlassen) können Folge sein (Abb. 11). Die Restitution der Anatomie ist hier Voraussetzung für die Heilung der Symptome.

Da die Vagina als Organ nicht regenerieren kann, führt die sehr großzügige (exzessive) operative Entfernung (Resektion) überschüssiger Vaginalhaut im Rahmen der Deszensuschirurgie zu späten Problemen (Dyspareunie (Schmerzen beim Verkehr), Blasenschwäche), da das Narbengewebe im Alter weiter schrumpft. Elastizität wird aber benötigt, damit die stärkeren Rückwärtsmuskelkräfte die schwächeren Vorwärtsmuskeln nicht dominieren. Dies würde letztlich zu einer Blasenhalsöffnung führen, wenn das Signal zum Schließen kommt. Dies geschieht ebenso, wenn die Scheide bei Deszensusoperationen exzessiv gestreckt wird.

Der Uterus spielt in der Architektur des Beckens die gleiche Rolle wie der Stein am Scheitelpunkt einer Deckengewölbe- oder Kuppelkonstruktion. Als Ansatz der hinteren Bänder und damit der nach unten ziehenden Muskelkräfte kann seine Entfernung zu einer Schwächung der Fixierung und damit zum Deszensus führen. Dies wiederum bedingt Blaseninstabilität, Entleerungsprobleme und Beckenschmerzen. Blasenprobleme treten bei 18% der Patientinnen nach Gebärmutterentfernung auf. Die Integraltheorie lehrt uns auch, mehr Wert auf die Rolle des Bindegewebes zu legen. Die gleichen anatomischen Defekte im Bindegewebe können Deszensus, Harn- und Stuhlinkontinenz hervorrufen, die Reparatur dieser Bindegewebsdefekte kann diese Symptome beheben. Aber: die Kontrollmechanismen der im Becken wirkenden Kräfte funktionieren nicht nach einem linearen Prinzip – daher können die Symptome von Tag zu Tag variieren oder auch auftreten, ohne dass der typische anatomische korrespondierende Defekt vorliegt: selbst ein geringer Deszensus (I.°) kann deutliche Symptome hervorrufen (vgl. auch Abb. 10).

Diese Bindegewebsdefekte, häufig Schwangerschafts– und Geburtsfolge, treten vor allem an vier verschiedenen Stellen (Prädilektionsstellen) besonders gerne auf:

1. Suburethrale Hängematte (Scheidenanteil unter der Harnröhre) und Ligg. pubourethralia (Bänder vom Schambein zur Harnröhre – Abb. 6)
2. Zystozele und Defekt im Bereich des Arcus tendineus fasciae pelvis (s. Abb. 1)
3. Uterus-/Scheidengrundsenkung und Enterozele
4. Rektozele und Mukosaprolaps des Rektum (Vorfall der Enddarmschleimhaut).

3.1 Praktische Bedeutung

1.) Senkungsserkrankungen sind Brüche (Hernien) und werden analog zu den Prinzipien moderner chirurgischer Hernienversorgung operativ behandelt – nämlich spannungsfrei (und netzunterstützt).

2.) Defekte Bänder können nicht repariert werden. Wir müssen neue Bandstrukturen formen, indem wir den Körper anregen, um Matrixgewebe aus Kunststoff oder anderen Materialien (z.B. früher verwendete Schweinekollagenmatrix) neue Bänder zu formen.

Daraus ergibt sich für das praktische Vorgehen (nach Prof. Petros):

- Scheidenvorfall und das (ringförmige) Einstülpen der Schleimhaut des Enddarmes (koloproktologisch: Intussuszeption) sind analoge Vorgänge. Auch in der urogynäkologischen Chirurgie müssen wir die Seitenwände der Scheide neu fixieren, um ein weiteres Prolabieren zu verhindern (aktiv durch Nähte = sog. vaginale laterale Vaginopexie, ATOM-OP oder OP nach Richardson); (passiv durch Fixierung nach Implantateinbringung = Scheidenhinterwandkorrektur (posterior repair) mit z.B. Seramesh® oder Einbringen eines sog. post. SerATOM®).

- Defekte Bänder werden durch Implantate (sog. monofile makroporöse Prolene-Implantate) ersetzt (TVT® (Pubo-urethralligament = PUL)), Serasis® (PUL, Sakrouterinligamente (SUL)), Serasis-TO® (Hängematte und Anbindung an PCM(A))

- Postoperativer Schmerz kann dadurch vermieden werden, dass man die somatisch innervierten Areale nicht tangiert. Die Scheide selbst hat, wie der Darm, eine viszerale Innervation und reagiert daher nur auf Kompression (ausgedehnte Gewebsentfernung!), nicht aber auf Schneiden und Nähen.

- Postoperative Harnverhaltung resultiert unter anderem aus zu straffen Nähten (s. oben) im Bereich des Blasenhalses. Diese verhindern das Öffnen des Blasenhalses zur Miktionseinleitung (typische "Komplikation" der klassischen OP nach Burch). Das Wiedererlangen der Miktionsfähigkeit hängt von der Lockerung durch Belastung ab, diese wird aber nie wieder völlig erreicht (Narbengewebe). Auch starkes Straffen der vorderen Scheidenwand, Entfernung des hinteren Antagonisten zu intakten vorderen Kräften (Bänder/Muskeln) kann dies bewirken.

- Physiotherapie wirkt über eine belastungsinduzierte Stärkung der Muskulatur und der ligamentären Ansätze der Muskeln. Sie stellt die Voraussetzung für die operative Therapie dar. Wir werden später erörtern, warum die sog. EEMA-Stromtherapie hier ganz besonders günstig (den Muskelaufbau fördernd) zum Einsatz kommt.

Das bedeutet: **es gibt keine [nicht die eine] „Standard-Operation"** nach dem althergebrachten Muster Stressinkontinenz ⇨ vaginale Hysterektomie mit Plastiken.
Die Defekte müssen erkannt, beschrieben und behoben werden. Hierbei muss berücksichtigt werden, dass eine Korrektur an einer Stelle Auswirkungen auf das ganze System hat. Der Operateur muss sich während des Eingriffes immer wieder fragen, welche Auswirkung sein aktuelles Tun auf die Funktion des Systems haben wird. Das bedeutet auch, dass es gelegentlich erforderlich ist eine Sanierung in zwei oder drei Schritten mit einer ausreichenden Pause zwischen den Eingriffen durchzuführen, um dem Gewebe Zeit zu geben, sich zu erholen. Dann erst kann die Funktion eingeschätzt werden und die persistierenden Störungen können adäquat angegangen werden.

Abb. 10: Defekte und die möglicherweise daraus resultierenden Funktionsstörungen

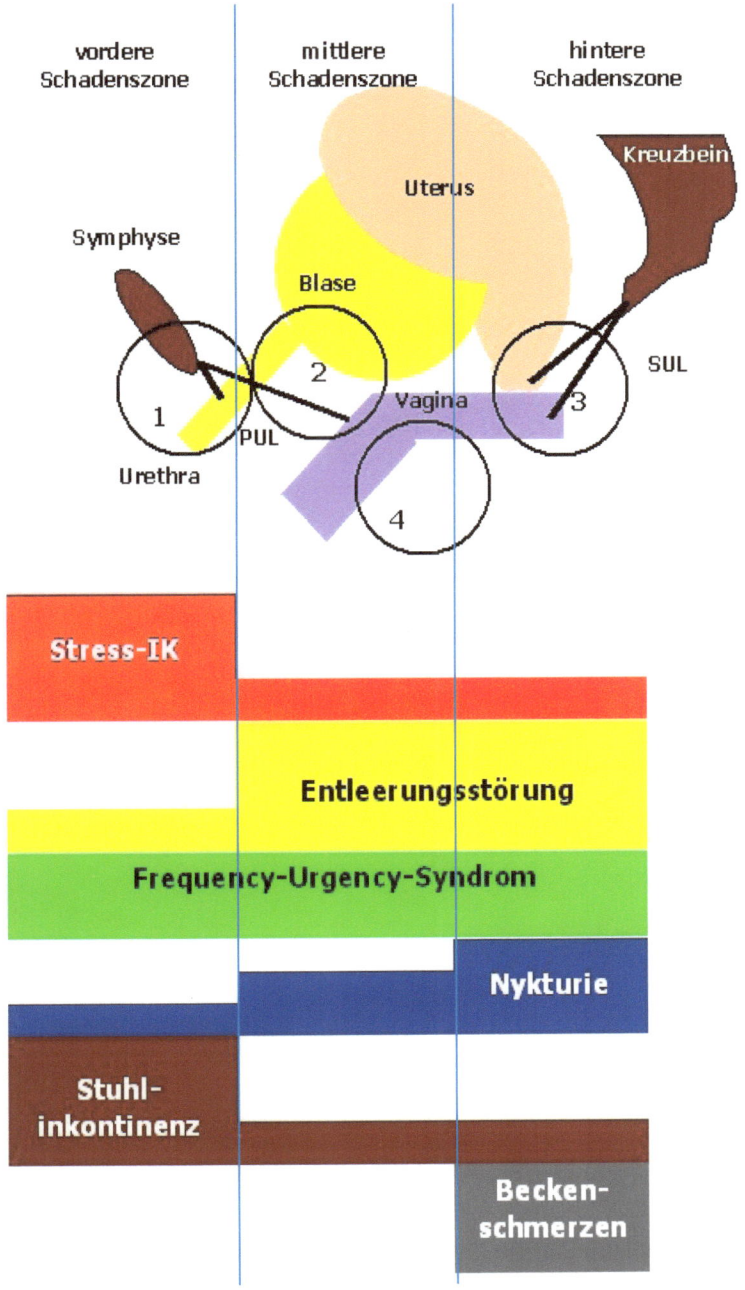

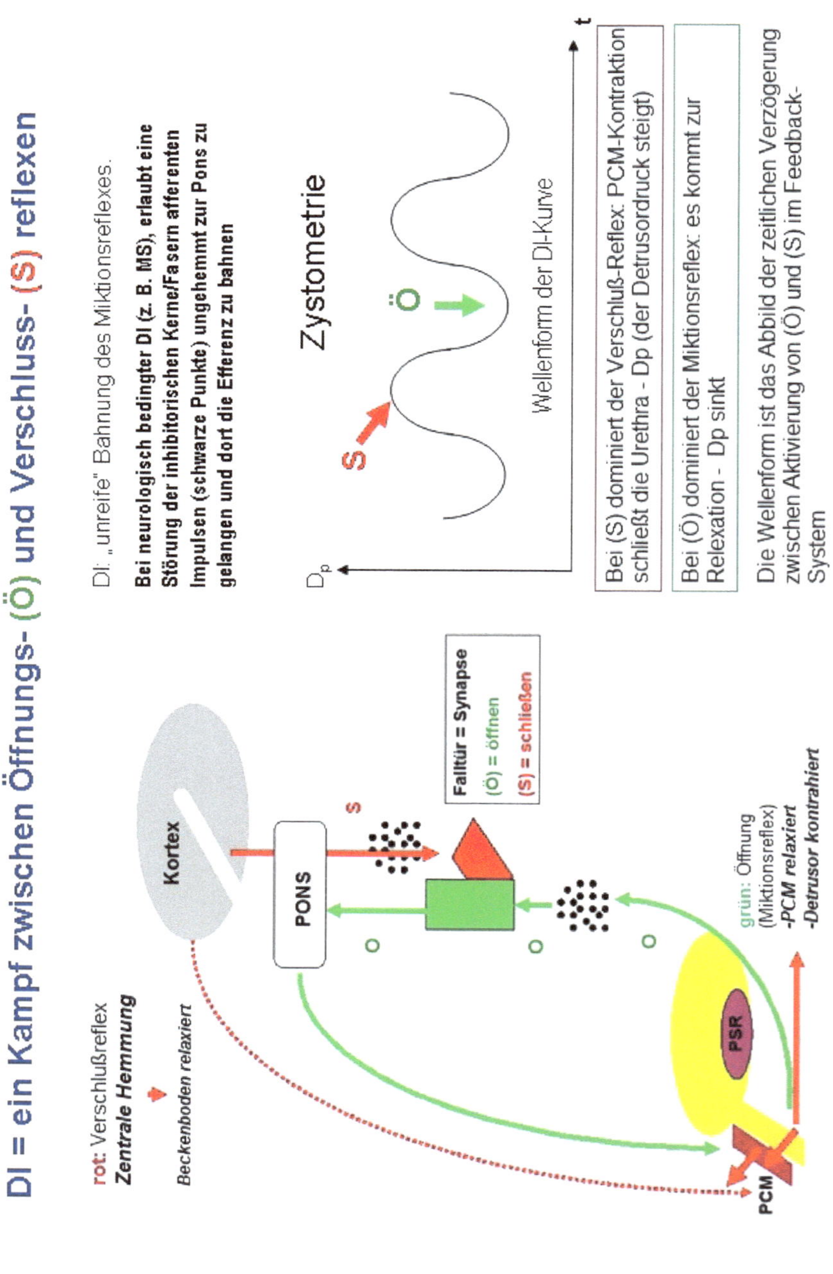

DI = ein Kampf zwischen Öffnungs- (Ö) und Verschluss- (S) reflexen

DI: „unreife" Bahnung des Miktionsreflexes.

Bei neurologisch bedingter DI (z. B. MS), erlaubt eine Störung der inhibitorischen Kerne/Fasern afferenten Impulsen (schwarze Punkte) ungehemmt zur Pons zu gelangen und dort die Efferenz zu bahnen

rot: Verschlußreflex
Zentrale Hemmung

Beckenboden relaxiert

Kortex

PONS

S

O

O   O

Falltür = Synapse
(Ö) = öffnen
(S) = schließen

PSR

PCM

grün: Öffnung
(Miktionsreflex)
-PCM relaxiert
-Detrusor kontrahiert

Zystometrie

S

Ö

D_p

t

Wellenform der DI-Kurve

Bei (S) dominiert der Verschluß-Reflex: PCM-Kontraktion schließt die Urethra - Dp (der Detrusordruck steigt)

Bei (Ö) dominiert der Miktionsreflex: es kommt zur Relaxation - Dp sinkt

Die Wellenform ist das Abbild der zeitlichen Verzögerung zwischen Aktivierung von (Ö) und (S) im Feedback-System

Abb. 11: Ein anatomischer Erklärungsversuch zur Entstehung der Detrusorinstabilität (DI)

Teil II
Elektrotherapie

Kapitel 4 Training mit modulierter Mittelfrequenz
im Bereich des Beckenbodens

4.1 Einführung

Das mit moduliertem mittelfrequentem Strom im Bereich des Beckenbodens durchgeführte Training zum Aufbau der Muskulatur und deren Bewusstmachung unterscheidet sich vom allgemeinen „Stromtraining" durch eine Reihe von Faktoren:

- Sie verfügen aus Ihren vorangegangenen Trainingseinheiten über die notwendige Erfahrung dieses Training jetzt eigenständig weiter durchführen zu können.
- Sie wurden in der Handhabung von Anzug (Befeuchten, Ankleiden) unterwiesen und die Programmierung des Gerätes erfolgte individuell.

- Das korrekte Anlegen der Elektroden ist bedeutsam.

- Die Einstellungen am Trainingsgerät und die Programm-Auswahl ist auf die Erfordernis der Beckenbodenmuskelstimulation abgestimmt und für Sie individuell programmiert.

- Es gibt eine Grundhaltung für das Beckenboden-Training und weiter-führenden Übungen unter bestimmten Aspekten im Hinblick auf spezielle Behandlungsziele. Diese werden Sie in der Einführung noch einmal erklärt und gezeigt bekommen

- Die Wahrnehmung der Beckenbodenmuskulatur über eine Bewusst-seinsschaffung für die entsprechenden Muskelstrukturen und deren Anspannung und Relaxation ist ein Behandlungsinhalt.

- Ein weiteres Behandlungsziel wird durch Kräftigungsübungen der kontraktilen Elemente in der inneren und äußeren Schicht erreicht.

- Eine umfassende Information, die Weitergabe von sachdienlichen Informationen und Hilfen für Sie und die Überwachung in unserem Beckenbodenzentrum runden das Trainingsprogramm ab.

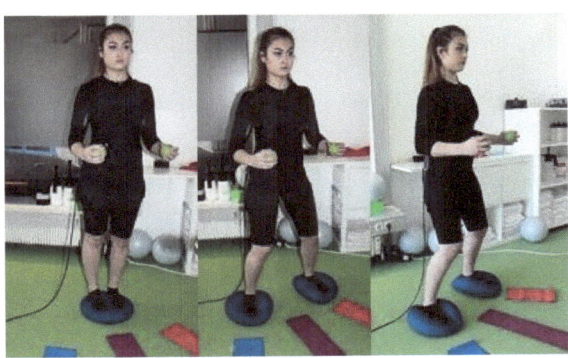

4.2 Glossar

• **Mittelfrequente Trägerfrequenz**

Sie ist ein einkreisiger, Nulllinien-symmetrischer Mittelfrequenzstrom (MF) mit steilem Flanken-Anstieg, der hier mit einer Frequenz von 2 kHz als tiefenwirksames Trägersignal fungiert. Diesem Strom wird bei der modulierten Mittelfrequenz (= der Verwendung der MET), wahlweise ein niederfrequenter Reizstrom (NF) und/oder ein MF-Schwellstrom auf-moduliert. Auch das MF-Trägersignal selbst ist therapeutisch tiefenwirk-sam. Wenn alle drei Komponenten zum Einsatz kommen, wird auch von einer MET-Mischmodulation gesprochen.

• **Niederfrequenter Anteil**

Der niederfrequente (NF) Anteil der modulierten Mittelfrequenz ist ein *nervenfaser*wirksames Signal von einer niedrigen Anzahl von Impulsen pro Sekunde [1 Impuls/Sekunde = 1 Hz]. Dieser niederfrequente Anteil liegt in einem Bereich von 0 - 1000 Hz und wirkt so *über die Nerven-fasern* auf die motorischen Einheiten des durchströmten Gebietes im Körper. Er veranlasst je Impuls eine Reaktion an den motorischen End-platten des durchströmten Muskels und bewirkt damit eine Kontraktion. Die Impulsgebung und Reaktion läuft rein neuronal ab. Die NF-Stimula-tion läuft also sensibel-nerval bzw. motorisch-nerval ab und hat einen Einfluss auf das Na^+/K^+-Austausch-System.

• **Modulationstiefe**

Modulations- und Schwelltiefen sind die sogenannten „Fenstertiefen" (Gewebeaktivierung). Die Fenstertiefe besagt, wie tief die Hüllkurve des mittelfrequenten Trägersignals (MF-Trägersignal) bei einer Modulation eingeschnitten ist/wird. Je tiefer der Einschnitt in der Hüllkurve des MF-Trägersignals, desto höher der Spannungsunterschied und somit auch die Wirkung auf die Zellmembran und dadurch auch auf das Zellgewebe. Es ist zu beachten, dass eine größere Modulation der Tiefeneinstellung einen Verlust an MF-Trägerwellenwirkung bedeutet. Der Spannungs-unterschied bewirkt eine Verringerung der Mittelfrequenzwirkung an der Zellmembran. Myo-Modulation= Wirkung direkt am Sarkolemm ohne Beteiligung von motorischen Nerven. Neuro-Modulation (oder NF-Modulation)= Abgabe von Stimulationsreizen auf die motorischen Nerven.

• **Eindringtiefe in das Gewebe**

MET-Ströme wirken homogen im gesamten durchströmten Gewebevolu-men und erfassen alle erregbaren Strukturen (Volumenwirkung).

• **Speicherkarte**

Die individuelle Konfiguration ist durch Speichern auf der Chipkarte zusammen mit den persönlichen Eckdaten festgelegt und kann durch Sie nicht verändert werden. Dies geschieht im Rahmen der individuellen Betreuung und beim Refresher-Kurs nach 6 Monaten, falls länger trainiert werden soll.

- **Index** (Gesamtstrommenge, die im Körper ankommt und fließt)
Der Index dient als eine Größe, die einen Richtwert darstellt. Er soll als Orientierungshilfe dienen und ist eine relative Maßeinheit. Die Berechnung des Index wird vom Gerät mit Hilfe der auf der Chipkarte festgehaltenen Eckdaten des Patienten (Geschlecht, Körpergröße, Alter und Gewicht) berechnet. Es gilt zu berücksichtigen, dass durch die Unterziehkleidung, die während der Behandlung getragen wird, der Index rund 20% höher liegt.

- **Kontraindikationen**
Relative und absolute Kontraindikationen für das EMS/EMA-Training sind:

  - **Elektronische Implantate** (Herzschrittmacher, Blasen- oder Enddarmschrittmacher, Insulin- oder Schmerzpumpen, nicht gemeint: z. B. ein Remeex®-Implantat) ,
  - **Herzrhythmusstörungen**, bekannte Probleme mit den **Herzkranzgefäßen**, andere Erkrankungen an **Herzmuskel** und oder **Gefäßsystem** (nicht nur des Herzens) - hier muss in bestimmten Fällen mit dem Kardiologen/Angiologen Rücksprache gehalten werden (mechanische Herzklappen sind nicht gemeint),
  - **Schwangerschaft** (ab Kenntnis),
  - **Epilepsie/Krampfleiden** jeglicher Art,
  - **Hauterkrankungen** (Dermatosen) im Bereich der Elektroden (ggf. Hautarzt konsultieren),
  - Erkrankungen des **Gefäßsystems** im Sinne der Thrombose oder Venenentzündung (Phlebitis) oder einer akuten Thrombophlebitis (durch Thrombose ausgelöste Venenentzündung), fortgeschrittene **arterielle Verschlusskrankheit** (AVK),
  - **Nicht-behandelte bösartige Erkrankungen im Anwendungs-bereich** (keine Kontraindikation besteht bei behandelten Tumorerkrankungen - Ausnahme: **Implantataufbau der Brust**- hier müssen die Brustelektroden ausgeschaltet sein (wegen der Gefahr des Verrutschens des Implantates unter dem Brustmuskel),
  - **Erkrankungen im Akutstadium** (z.B. Infekt der Atemwege (Terminverschiebung), entzündliche Darmerkrankungen (M. Crohn, Colitis) im Schub, Gallenblasenentzündung, (unbehandelte oder akute) Magenschleimhautentzündung, ...),
  - **bestehende Sportuntauglichkeit** (ggf. ärztliche Bescheinigung sinn-voll).

4.4 Einleitung der Therapiesequenz

4.4.1 Allgemeines Grundwissen und Vorgehen

Die Trainings/-Behandlungsdauer beträgt 20 Minuten.
Ziel der Einheiten sind

- allgemeine muskuläre Stabilisation und gezielte Stabilisation im Bereich des Beckenbodens,
- Wahrnehmung der Beckenbodenstrukturen,
- reflektorischen Entspannung sowie
- Kräftigungsübungen für das Beckenbodensystem .

Sie werden in spezifischer Reihenfolge wie vermittelt angewendet. Dabei sind auch die Wiederholungen einer Übung und die Zusammenstellung der Übungsreihenfolge individuell und behandlungszielorientiert angepasst.

Grundsätzlich wird mit einer Grundübung begonnen und mit Variationen aus dieser Grundübung heraus weitergearbeitet. Dann wird dieser Komplex (Grundübung und Variation) mindestens zweimal wiederholt. Die Wiederholung schafft Verstärkung einer Handlung und deren Effekt. Erst darauf aufbauend werden weitere neue Übungen und deren Variationen eingeführt. Wenn es als für das Trainingsziel sinnvoll erachtet wird, können schließlich unterschiedliche Übungen kombiniert werden. Integriert werden können auch bestimmte Atemtechniken, die abgestimmt auf die jeweiligen an– und abschwellenden Impulsformen eingesetzt werden. Auch darin werden Sie unterwiesen.

Der Einstieg in das MET-Training erfolgt zunächst ohne Bewegungsmuster und Gerätehilfsmittel. Ziel ist es hier, ein klares Wahrnehmungsbild für die Stromwirkung („wie fühlt sich das an") im Bewusstsein des Trainierenden entstehen zu lassen. Dann werden die unterschiedlichen Atemtechniken mit den jeweiligen Impulsformen gekoppelt („synchronisiert"). Dadurch wird ein Bezug hergestellt zwischen dem Impuls und seiner Wirkung an der Muskulatur, in unserem Fall am Beckenboden. Es soll ein Gefühl dafür geschaffen werden, wie man mit dem Strom am Beckenboden arbeiten kann, um möglichst rasch ein subjektives Empfinden für die muskuläre Struktur des Beckenbodens zu etablieren. Sie bekommen somit das Gefühl für die „Kontrolle" der Muskulatur.

4.4.2 Behandlungsziele

- Stabilisierung aller kontraktilen Elemente des Beckenbodens im endogenen muskulären System,
- Einbeziehen der Synergisten (äußere Beckenbodenmuskelschicht, außerhalb des Beckenbodens gelegene quergestreifte Skelettmuskulatur,

- Einbeziehung des Zwerchfells über die Atmung in die Aktivierung und Relaxation des Beckenbodens als synergistische Muskulatur (ausatmen – anspannen/einatmen – entspannen),
- Synchronisierung zur Regulierung bzw. Verbesserung der Speicher- und Entleerungsfähigkeit der Blase bei den unterschiedlichen Funktionsstörungen,
- Aktivierung des vegetativen Nervensystems,
- Bewusstmachung der Komplexität des Systems und seiner Synergisten.

4.4.3 Das korrekte Anlegen der Elektroden

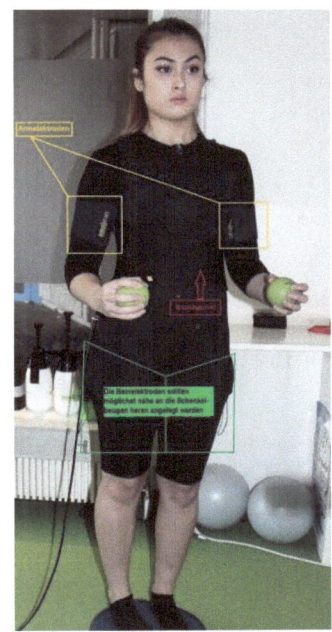

Für eine optimale Feld- und Volumenwirkung im Beckenbodenbereich werden die Beinelektroden direkt unterhalb der Schenkelbeuge angebracht. Die Elektroden sollten dabei so angelegt werden, dass Sie spüren, wie die von den Elektroden stammende Flüssigkeit von dem darunterliegenden Textilgewebe aufgenommen wird. Die Elektroden sollen fest anliegen, ohne das Gefühl eines „Abschnürens" zu erzeugen (der Zeigefinger sollte unter der Elektrode noch einlegbar und verschiebbar sein).

4.4.4 Die Einstellung am Trainingsgerät ist über die Chipkarte für Sie individuell programmiert und vorgegeben.

Die Feldwirkung des EEMA-Stroms (Feld = das vom Strom durchflossene Gewebeareal) im Bereich des Beckenbodens wird erzeugt durch die Bauch-, Gesäß- und Beinelektroden. Einen geringen Anteil an der Feldwirkung hat auch der untere Rückenbereich (LWS-/Kreuzbein–Bereich).

Jedoch sollten auch die Rumpfelektroden nicht vernachlässigt werden, da in eine anatomisch–physiologische Grundhaltung hinein trainiert bzw. diese (sollte sie bereits existieren, was selten ist) stabilisiert werden soll. Dies kommt funktionell bei geeigneten Haltungs- und Bewegungs-mustern der Beckenbodenfunktion zu Gute bzw. stellt für deren Funktion eine Voraussetzung dar.

Kapitel Das EEMA-Training

5.1 Grundhaltung für das Beckenboden-Training und dessen weiterführenden Übungen

5.1.1 Haltung

Bei allen Übungen wird eine „Zentrale Linie" [eine imaginäre senkrechte Linie von der Nase über den Nabel bis zum Schambein (NNS-Linie)] hergestellt. Je nach Schwerpunkt der Übungen und Ihrem bildhaftem Vorstellungsvermögen, konzentrieren Sie sich auf einen der drei genannten Punkte (Fixationspunkt), um diese Linie (das „Zentrum") zu halten.

5.1.2 Atmung

Während der Ausführung der Übungen sollten Sie versuchen, eine gleichmäßige, fließende Ein- und Ausatmung aufrecht zu erhalten.

Es ist dabei wichtig, dass Sie **mit** dem vom Programm angebotenen Impuls arbeiten und nicht gegen diesen. Das haben Sie in den Trainingseinheiten zuvor je bereits erlernt.

Der erste Kernpunkt des Trainings liegt in der **Beckenboden-Wahrnehmung**. Über die Wahrnehmung des Stromimpulses rückt das Gefühl für die Lokalisation der Beckenbodenmuskulatur ins Bewusstsein. Dazu benutzen wir zunächst eine Grundübung und anschließend mindestens eine Variation (Ausführungsabwandlung), später (zur Wahrnehmungsfestigung) steigern wir dies hin zu ganz unterschiedlichen Übungen aus verschiedenen Positionen, mit oder ohne Einbeziehung von verschiedenen Geräten bzw. Hilfsmitteln.

Zweiter Kernpunkt: im Übungszusammenhang ist auch die Bewusstmachung der Zwerchfellatmung bedeutsam, weil der Synergismus mit der Aktivität am Beckenboden den Trainingseffekt besser werden lässt und Ihnen später „im richtigen Leben" den bewussten und dann auch adäquaten Einsatz der Beckenbodenmuskulatur gestattet. Sie sollten die Zwerchfellatmung im Rahmen Ihrer Trainingseinheiten besprochen haben, andernfalls wird dies aber auch in der Einführungsveranstaltung noch einmal geübt.

Als „Hausaufgabe" können Sie die Zwerchfellwahrnehmung und – atmung immer wieder üben, und zwar im Zusammenhang mit Kontraktionen des Beckenbodens, z. B. beim Stehen an der Ampel, zu Hause, auf der Arbeit....
Sie können diesen Teilaspekt auch durch Ansehen der Ihnen zur Verfügung gestellten DVD noch einmal rekapitulieren.

5.1.3 Bewusstseinsschaffung für die Muskelstrukturen des Beckenbodens und Wahrnehmung der Anspannung

Der Inhalt dieser Übungsfolge ist es, die Wahrnehmung der Muskulatur Stabilisation im Beckenboden-Rumpfbereich unter „Stromfluss" zu fördern bzw. zu verbessern.

Es wird hierfür mit Hilfe eines Pezziballes, bei Bedarf mit einem stabilisierenden Schalenuntersatz, oder auf einem Hocker gearbeitet.

Sie nehmen zunächst die im Folgenden dargestellte Übungsposition ein.

Der Oberkörper wird aufgerichtet und dabei die NNS-Linie beachtet (gerade Haltung!).

Nun sollten von Ihnen die Sitzbeinhöcker auf dem Untergrund (Ball oder Hocker) gleichmäßig auf beiden Seiten belastet wahrgenommen werden. Die Beine sind beckenbreit aus dem Hüftgelenk heraus geöffnet und beide Füße haben festen ganzflächigen Kontakt mit dem Boden und sind leicht nach außen rotiert.

Nun wird der Stromfluss einreguliert. Dabei spüren Sie die Kontraktion der Beckenbodenmuskulatur und schulen so ihre Wahrnehmung.

5.2 Übungsteil

Übungsziel: Wahrnehmung der NNS-Linie und Stabilisierung des Beckenbodens über Aktvierung der Beckenbodenhilfsmuskeln:

a) Adduktoren (Muskeln der Oberschenkelinnenseite)
b) gerade Bauchmuskeln (Mittellinie)
c) seitliche Bauchmuskeln

Die NNS-Linie: • **N**ase • **N**abel • **S**ymphyse	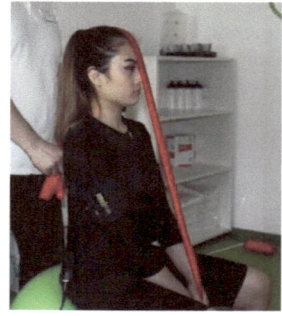
Wichtig ist beim Achten auf die NNS-Linie, dass die Sitzbeinhöcker symmetrisch belastet werden und die sie verbindende Achse in der Ausgangsposition einen rechten Winkel mit dem Brustbein bildet und in dieser auch verbleibt.	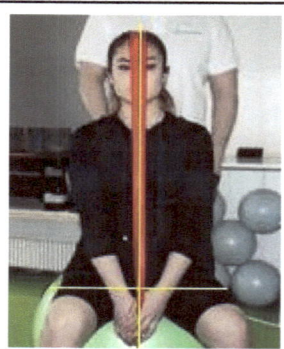

Übungsserie 1 – Übung im Stehen:

Hilfsmittel :
Beckenbodensoftball (s. nebenstehende
Abbildung [grau]).

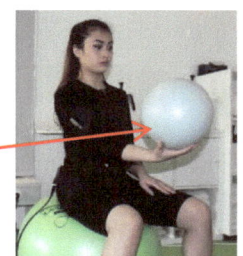

Grundhaltung (Start- und Basishaltung): die Beine stehen beckenbreit über die Hüftstellung geöffnet und die Füße stehen, stellt man sich eine Uhr mit Zifferblatt auf dem Boden vor, zwischen 4 und 5 und 7 und 8 Uhr, wobei die Körpermittellinie (NNS-Linie) auf 6 Uhr ausgerichtet ist.	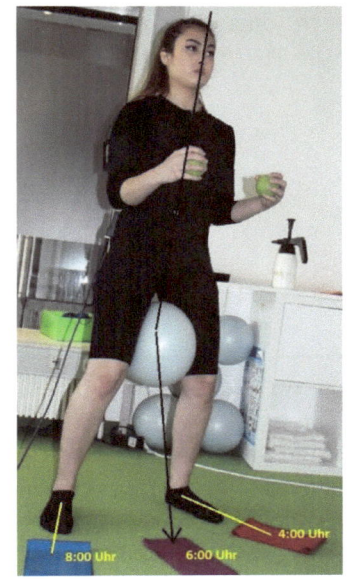
Die Knie sind leicht angebeugt (entriegelt) und die Fersen tragen ca. 2/3 des Körpergewichts, die Fußballen das restliche Drittel des Körpergewichts.	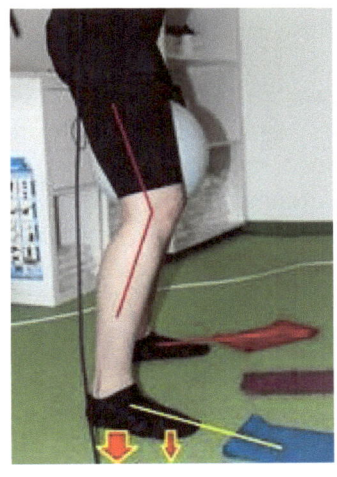

Das Gesäß ist in der Aufrichtung der Wirbelsäule und des Kopfes in einer Linie zur Längsachse.

Das Gesäß wird in der ganzen Übungsausführung <u>nicht</u> bewusst in Anspannung gebracht, sondern dies geschieht <u>passiv</u> über die Stromwirkung .

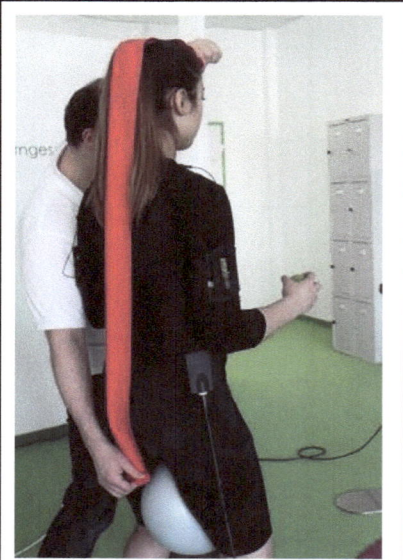

Die Arme werden seitlich auf Höhe der vorderen unteren Rippenbögen mit 90° angebeugten Ellenbogen in Position gebracht.

Der Schultergürtelbereich bleibt soweit möglich locker entspannt.

Es werden Soft- oder Tennisbälle verwendet, die in den Händen gehalten werden. Die gehaltenen Bälle zeigen zueinander, um für den Oberkörper und dessen (Brustbein-) Aufrichtung („stolze Brust") eine „Fixation im Raum" zu schaffen.

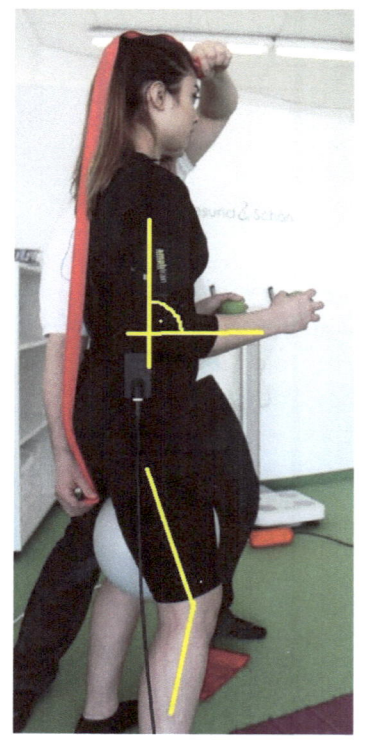

Das Brustbein ist aufgerichtet und zeigt leicht aktiv (= bewusst vom Patienten aufgestellt) nach oben und hinten.

Es soll so eine Hohlkreuzposition mit Spannungsgefühl im Lendenwirbelsäulen- und Hüftbereich vermieden werden und das Brustbein mehr aus der Brust- und Halswirbelsäule mit entspanntem Nacken- und Schultergürtelbereich in diese gewünschte Endposition gebracht werden.

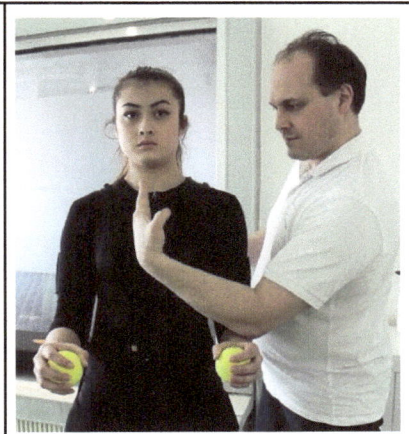

Die Arme werden seitlich auf Höhe der vorderen unteren Rippenbögen mit 90° im Ellenbogengelenk angewinkelt (von außen betrachtet) in Position gebracht. Es werden Soft- oder Tennisbälle verwendet, die in den Händen gehalten werden. Diese zeigen zueinander, um für den Oberkörper und dessen Aufrichtung (Brustbein- Aufrichtung) eine Fixation im Raum zu schaffen.

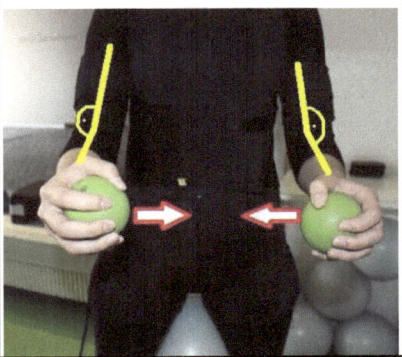

Der Schultergürtelbereich bleibt soweit möglich locker und entspannt und wird aktiv von der Patientin leicht in Richtung Boden gedrückt (senkrecht-abwärts, weg von den Ohren).

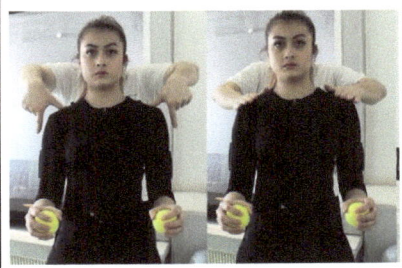

Nun wird ein Beckenboden-Softball (ca. 25 cm Durchmesser) zwischen den Oberschenkel-Innenseiten mit Kontakt zum Schambein platziert.
Dieser wird ansteigend-parallel mit dem Stromimpuls zusammengedrückt und in der Endphase kräftig, bis zum Kraftmaximum isometrisch gehalten (ca. 15 - 20 Sekunden). Die Kraftverteilung liegt mit ihrem Maximum im Bereich der oberen Innenseite der Beine sowie in Leistengegend.

A. Lehmann:
Ich nennen diesen Bereich den "Kraftquadranten".

„Aktive" Pausen zwischen den ab- und wieder ansteigenden Impulsen. Das bedeutet, den Strom wirken zu lassen; sobald der Stromimpuls erneut ansteigt, soll der Patient wieder in den „Kraftquadranten" hineinarbeiten und die Kraft erneut aufbauen.

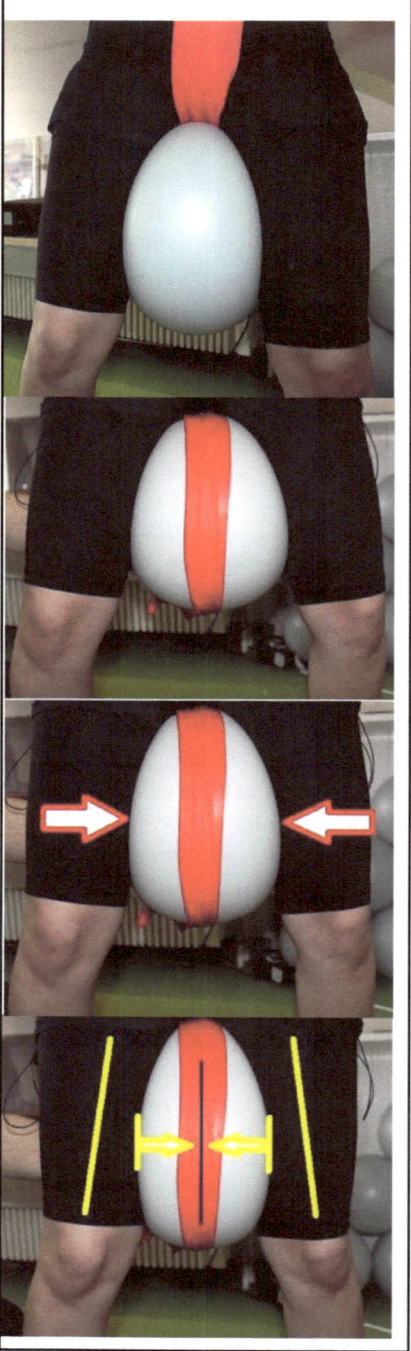

Die Kraftverteilung liegt im Bereich der oberen Innenseite der Schenkel sowie der Leistengegend („Kraftquadrant"). Diese zieht wie eine imaginäre Linie von der Innenseite der Hüftköpfe aus in die Schenkelbeugen hinunter zu Innenseite der Oberschenkel (sog. Adduktorenmuskeln).	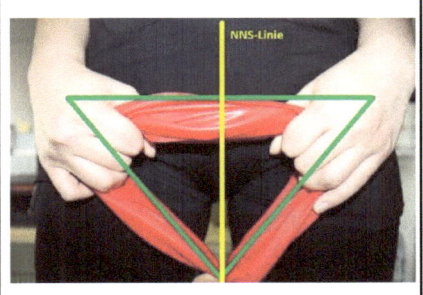

Übungsserie 2 – Übung im Sitzen:

Hilfsmittel : Pezziball oder Hocker, Beckenbodensoftball, evtl. Reflexkissen

Eine Erweiterung der Grundübung im Sitzen ist die Hinzunahme eines Beckenbodensoftballes, ggf. auch eines Reflexkissens (Durchmesser ca. 33 cm). Diese werden unter die beiden Füße gelegt. Diese Modifikation schafft eine „kleine Abwechslung" und hat durch die „Reflexnoppen" zusätzlich (evtl.) einen positiven reflektorischen Effekt auf den Urogenitaltrakt	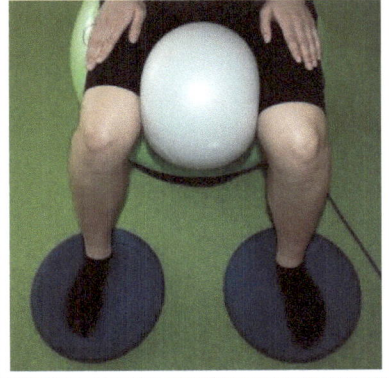
Die Reflexkissenvariation mit gleichzeitiger Hinzunahme des Beckenbodensoftballs führt zu einer reflektorischen Anspannung der Muskeln der Oberschenkel-In-nenseiten (Adduktoren). Der Ball als eine Art Pufferhilfe führt zu einer aktiven und passiven Hüft-Becken-Stabilisation, wodurch es für Sie etwas einfacher wird, die „Mitte" zu halten.	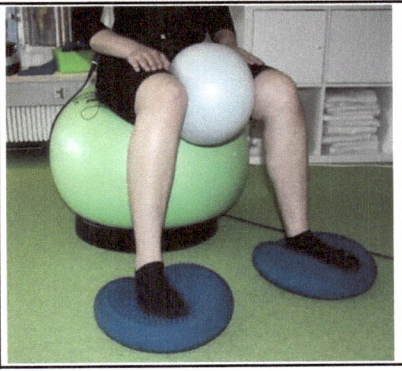

Ihre **zweite Grundübung** ist die Anwendung des Stroms in *sitzender Position*:

Auf einem Pezzi-Ball (oder Hocker) wird ein Softball von ca. 25 cm Durchmesser zwischen beiden Knie-Innenseiten bis zum Übergang zu den Ober-schenkel-Innenseiten gehalten und dort fixiert.

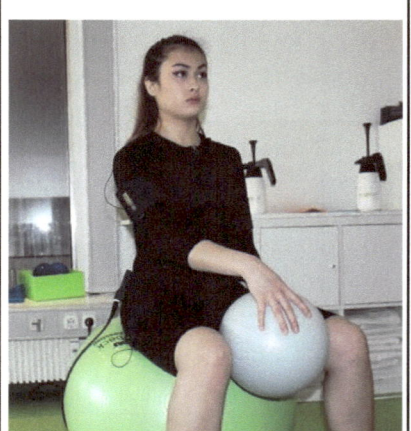

Sie sollen den Ball fixieren bzw. positionieren - unter Einhaltung der richtigen vorbesprochenen Grundhaltung (s.o.) („Uhr-Positionierung" und korrekte vertikale Beckenbodenauf-richtung).

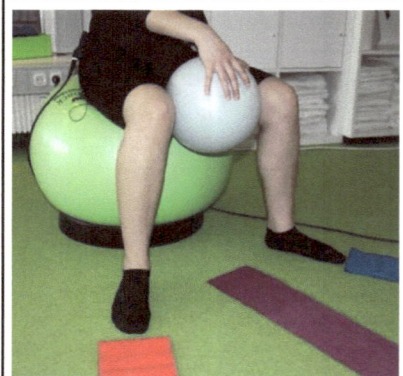

Die Beine sind aus der Sitzposition beckenbreit über die Hüfte geöffnet und beide Füße haben festen Kontakt mit dem Boden und sind leicht außenrotiert (am Beispiel einer Zeigeruhr: Mittellinie entspricht 6 Uhr, die Füße stehen zwischen 4 und 5 bzw. 7 und 8 Uhr).

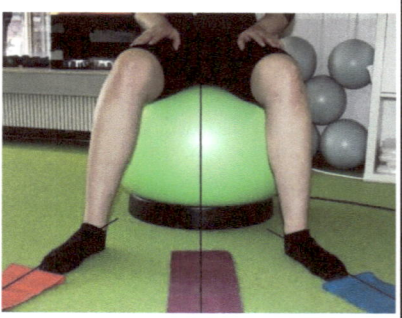

Es sollte darauf geachtet werden, dass primär mit dem oberen Drittel dieser Adduktorenmuskelgruppe gearbeitet d. h. hier die Muskelspannung aufgebaut wird. Aktive Pausen zwischen den absteigenden Impulsen sollen den Strom wirken lassen. Das bedeutet, dass mit dem absteigendem Impuls langsam der Druck aus dem Beckenboden-Softball herausgenommen wird (ein kontrolliertes Nachgeben und kein plötzliches/schnelles Nachlassen oder Loslassen), möglichst punktgenau zum Übergang der neuen Strom-impulssequenz.

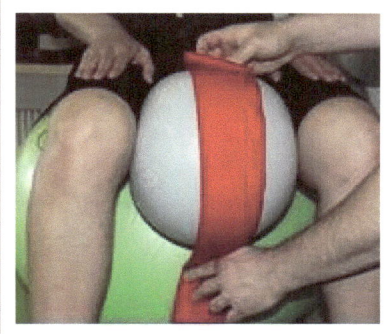

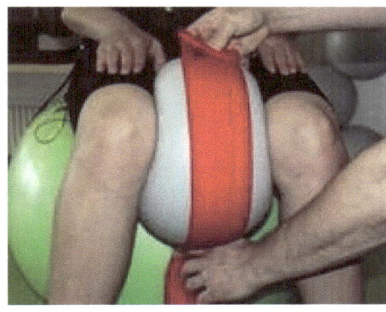

Teil 3: Ausführung der Grundübungen

Variation a.: Bei ansteigender Impulsphase (*) den Beckenbodensoftball wie einen „Blasebalg" im Kraftquadranten langsam bewusst zusammendrücken (komprimieren) und anschließend wieder in die Ausgangsstellung zurückkehren, jedoch mit ca. 15% verbleibender Restspannung.

*in der Einführungsschulung wird/wurde Ihnen gezeigt, wie Sie dies am Gerät erkennen können

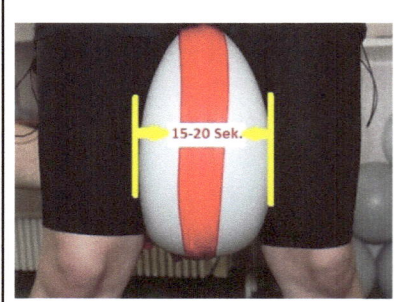

In der Impulsplateauphase (maximaler Stromfluss)), den Beckenbodensoftball isometrisch halten - bis zum Kraftmaximum (15 - 20 Sek.)
In der absteigenden Impulsphase verfahren Sie wie in der ansteigenden Impulsphase („Pumpen") bis zu ca. 15% verbleibender Restspannung im Beckenbodensoftball.
In der Entspannungsphase (kein Stromfluss) wird die Spannung kurz und komplett gelöst.
Dies wird über „Ausschütteln" der Extremitäten und nach Entfernung des Softballes durch ein Marschieren auf der Stelle erreicht.

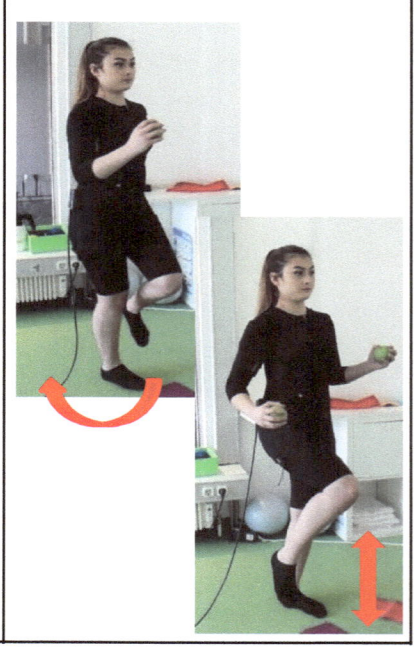

Es kann zur Lockerung der Extremitäten zwecks schneller Wiedereinnahme der Grundposition auch mit Beinwechsel vor und zurück frontal gearbeitet werden (vgl. DVD).

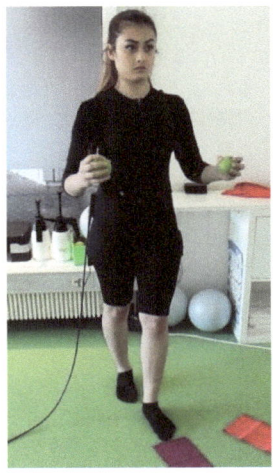 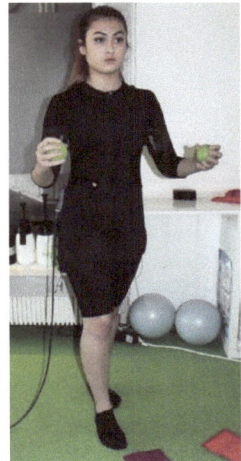 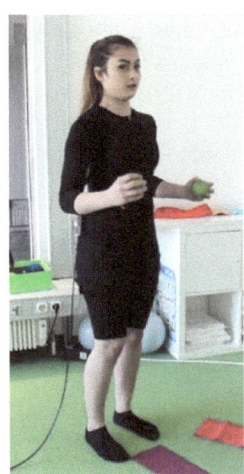

Variation b:

Es wird sowohl in den ansteigenden wie in den Haupt- und absteigenden Impulsphasen mit „Pumpen" gearbeitet, jedoch in einer Art „Reißverschlussverfahren". Das bedeutet, dass während einer kompletten Impulsserie mit „Pumpen" gearbeitet wird und bei der nächsten Impulsserie dann in der ansteigenden Impulsphase und der Hauptphase mit einer kräftigen Kompression des Beckenbodensoftballes. In der jeweils darauffolgenden absteigenden Phase sollte man den Strom *passiv* fließen lassen, d.h. ohne jegliche Anspannung. In den stromfreien Phasen wird gleich verfahren wie in Variante a, d.h. marschiert oder gependelt.

Wichtig: es geht bei dieser Übung primär nicht um den Takt, sondern um die **Qualität der Anspannung**. Die Knie, das Gesäß und der Oberkörper sind ***nicht*** beteiligt an der bewussten Kontraktion im sog. Kraftquadranten.

Weitere Variationen:

Es besteht die Möglichkeiten in den einzelnen in sich abgeschlossenen Sequenzabschnitten bzw. Serien im Laufe der Therapiezeit den Beckenboden-Softball mit größerem Härtegrad oder mit größerem Durchmesser (Menge der Luft im Ball) auszuführen und damit den Schwierigkeitsgrad zu erhöhen (je kräftiger der Ball aufgepumpt ist, desto größer der Widerstand und damit die zur Kompression erforderliche Kraftanstrengung).

39

In diesem Zusammenhang ist es aber wichtig, dass die Grundhaltung und damit die aufrechte Position erhalten bleiben. Daher muss der maximale Softballdurchmesser so gewählt werden, dass es zu keiner zu starken oder unphysiologischen Hüft-Becken-Lendenwirbelsäulen-Belastung kommt. Auch für den Belastungsgrad der Knie ist dies bedeutsam. Die Größenbestimmung des Durchmessers ist somit je nach Anatomie und Mobilität (z. B. Einschränkungen in Hüftgelenken nach OP) ganz individuell vorzunehmen.

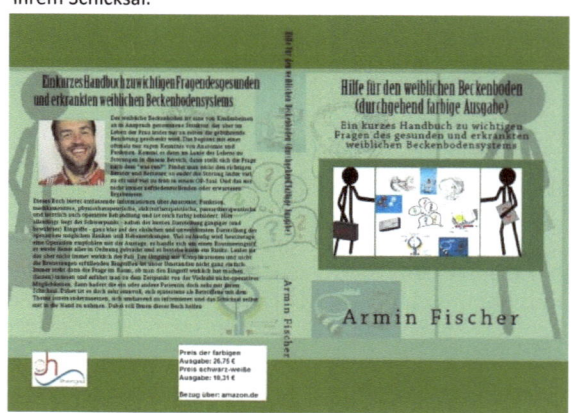

Abschließend möchten wir Ihnen noch einige allgemeine Hinweise zu Ihrem Training geben:

Atmung: Während allen Übungen versuchen Sie gleichmäßig und fließend ein- und auszuatmen.

Haltung: Halten Sie ganz bewusst die "NNS-Linie" bei beiden Grundübungen.

„Aktive" Pausen: vergessen Sie nicht während der niedrigen Impuls*pausen*phasen (= Phasen kaum spürbaren Stromflusses) ein kurzes "Lockern" (z.B. Ausschütteln der Extremitäten) verbunden mit einem leichten/lockeren Marschieren auf der Stelle zu praktizieren und bei dem folgenden Stromimpulsanstieg das rasche Zurückkehren in die aktuell praktizierte Grundhaltung.

Beckenboden-Softball: bei der Übungsarbeit mit diesem Ball geht es um die korrekte bzw. „saubere" (präzise) Ausführung, d. h. um die Qualität der Anspannung:
Richten Sie Ihren Fokus auf die bewusste Kontraktion im sog. „Kraftquadranten".
Während der Ausführung der Übung verbleibt immer eine ca. 15% Restspannung der Kompression auf den Beckenbodensoftball erhalten. Die Knie, das Gesäß und der Oberkörper sind an dieser bewussten Kontraktion NICHT beteiligt.

Fokus: führen Sie die Übungen konzentriert und mit der ganzen Aufmerksamkeit (fokussiert) auf Ihren "Zielbereich" durch.

Rückmeldung von Dritten: wenn möglich, lassen Sie sich in der Anfangsphase des Trainings von einer anderen Person Ihres Vertrauens, Rückmeldung geben, ob und wie Sie die Grundhaltungen und die damit verbundenen Übungssequenzen durchführen, nachdem sich auch diese Person das Übungsmanual (Büchlein & DVD) angesehen hat. Dies sollte in einer 360° "Kreisbeobachtung" (Umkreisen durch den Beobachter) erfolgen. Dieser sollte dann eine direkte Rückmeldung an Sie geben.

Abschließende allgemeine Empfehlungen:

- Trainieren Sie nicht mit vollem Mageninhalt.
- Wenn möglich, trainieren Sie zu den gleichen Tages -
  und Uhrzeiten.
- Trinken Sie ca. eine Stunde vor dem Trainieren ca. ½ l Wasser
  oder Kräutertee und unmittelbar nach dem Training noch
  einmal ca. 200 - 400 ml nach.
  Das Trinken ist allgemein sehr wichtig!
  Achten Sie darauf, dass mindestens 48 Stunden Trainingspause
  zwischen den Übungseinheiten eingehalten werden.
- Achten Sie auch darauf, dass andere körperliche Aktivitäten
  (z.B. Sport oder starke/anhaltende körperliche Arbeit) an den
  Trainingstagen moderat gehalten werden!
  Schauen Sie sich das Übungsmaterial (DVD + Büchlein)
  mehrfach an und denken Sie daran: Anwendung von EEMA
  bringt Sie weiter auf Ihrem Weg zum Erfolg, einem kräftigen
  Beckenboden.
- EEMA ist ein Baustein. Wenn der Muskelaufbau/die
  Muskelkräftigung in dem
  erforderlichen/gewünschten/möglichen Umfang erfolgt ist,
  müssen Sie daran denken, das Ergebnis zu erhalten. Dabei gibt
  es mehrere Möglichkeiten:

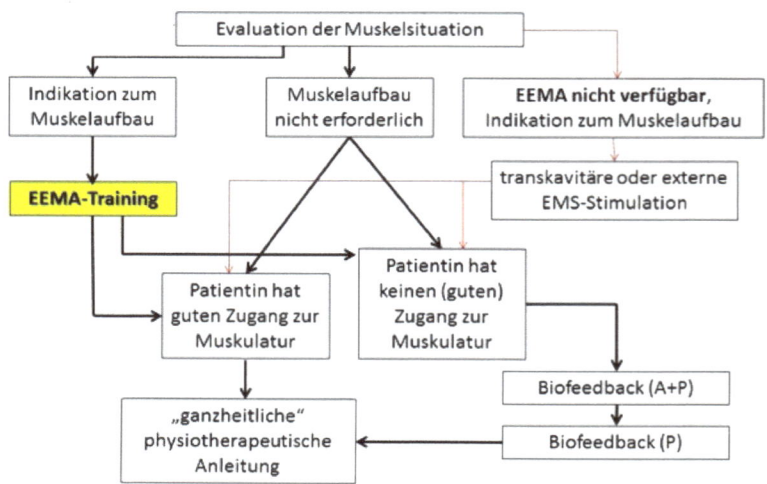

EEMA-gestütztes Konzept

Danksagung

Die Autoren danken Frau Leah Lehmann für Geduld und Ausdauer bei den Fotos-Shootings und Video-Dreharbeiten, die es uns gestatten, den praktischen Teil auch wirklich praxisnah darzustellen.

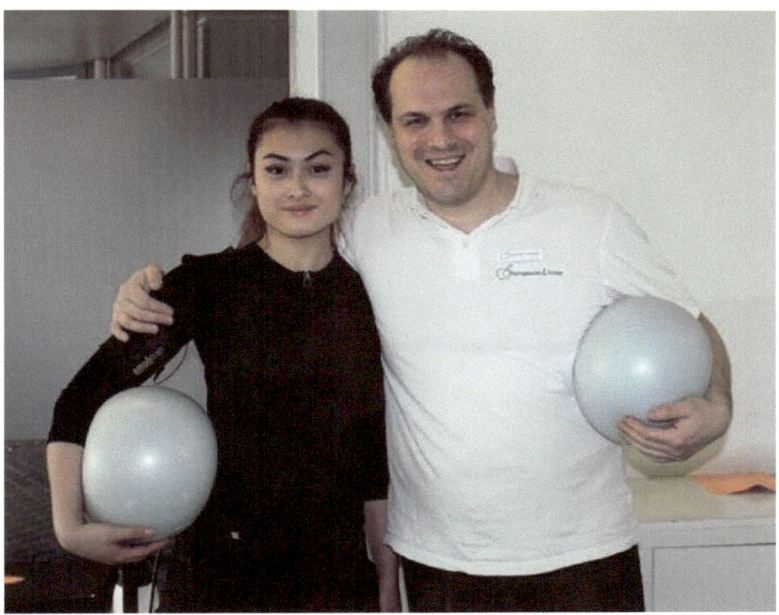

Kontakte:

Dr. med. Armin Fischer
Chefarzt
Beckenbodenzentrum am
St. Josefs-Hospital Rheingau
Eibinger Straße 9
65385 Rüdesheim/Rhein
Tel.: 06722/490-390
Email: afischer@joho-rheingau.de
Web: www.joho-rheingau.de

Alexander Lehman
EEMA-Zentrum
Kerngesund & Schön
Straße der Republik 117-19
65203 Wiesbaden-Biebrich
Tel.: 0611/98896572
Email: al@kerngesund.jetzt
Web: www.kerngesund.jetzt

www.ingramcontent.com/pod-product-compliance
Lightning Source LLC
Chambersburg PA
CBHW050844290526
45792CB00002B/514